L'Art des Compléments Alimentaires : Guide Complet pour la Santé et les Performances

Sommaire

1 | Introduction/Présentation

Droits d'auteur

Les informations contenues dans ce livre sont fournies à titre informatif uniquement et ne doivent pas être interprétées comme des conseils médicaux, diététiques ou thérapeutiques. Consultez toujours un professionnel de la santé qualifié pour obtenir des conseils personnalisés et des recommandations adaptées à votre situation individuelle.

Pour toute demande de reproduction ou d'utilisation du contenu de ce livre, veuillez contacter l'auteur à l'adresse suivante : lepuillrobin@gmail.com

Ce livre a été réalisé par mes soins, un **Diététicien diplômé** et **Praticien en Phytothérapie.**

Cependant, je ne suis **en aucun cas médecin**. Toutes les **informations** et **recommandations** présentes dans ce livre sont **à titre informatif**.

Avant d'entamer toute consommation de **compléments alimentaires, parlez-en avec votre médecin** afin d'être sûr de **ne pas avoir de contre-indication médicale**.

Je ne me porte **en aucun cas** responsable des **conséquences** de la prise de l'un ou plusieurs d'entre eux.

A noter que les **compléments alimentaires** sont comme leur nom l'indique des **compléments** et ne **remplacent pas** une alimentation **variée et équilibrée**.

1 | Introduction/Présentation

Ceci étant dit, passons à la **présentation** du contenu de ce **livre**.

Pour commencer je vais **me présenter** succinctement.
Je m'appelle **Robin LE PUILL** et je suis **diététicien diplômé** et **praticien en phytothérapie.**
Je suis **passionné** par le **sport, l'anatomie** et la **physiologie.**
J'ai commencé à me **renseigner** puis **consommer** des **compléments alimentaires** il y déjà **plusieurs années.** Ceci m'a permis, au-delà de la théorie, de **connaitre et de tester un grand panel de compléments alimentaires** de différentes marques sur **moi-même et sur des proches.**

Ce livre est donc le **consensus** entre mes **connaissances théoriques** et mes **expériences pratiques.**

Dans un **second temps** nous verrons les **rôles, vertus** et différents **effets** sur l'organisme. Et ensuite, dans quel **contexte** il est **intéressant** de consommer ce **complément.** Enfin nous conclurons sur les **dosages conseillés** et les **potentiels effets secondaires** et/ou **contre-indications.** Malgré tout, si vous êtes atteint d'une **pathologie** prenez **conseil** auprès de votre **médecin.** De même si vous êtes **enceinte, allaitante** ou que vous avez **moins de 16 ans.**

2.1 | Les Oméga 3

Les **oméga 3** font partis de la famille des **acides gras** dit **ESSENTIELS** :
Ce qui veut dire qu'ils sont **indispensables** au bon **fonctionnement** de **l'organisme** car le corps n'est **pas capable de les produire** lui-même.
Il faut donc les **apporter obligatoirement** par **l'alimentation**.

Quelques **exemples d'aliments** très **riches** en **oméga 3** :
- **Végétaux terrestres** (noix, huile de colza, de lin, beurre d'amande...)
- **Animaux marins** (saumon, thon, maquereau, hareng, sardine, anchois...)

Attention, à noter que les **oméga 3** sont **sensibles** à la **chaleur** et à la **lumière**.

Si l'on **zoom** un peu plus sur la **famille des oméga 3**, on va remarquer **3 sous catégories** :
- L'Acide Alpha Linoléique (**ALA**)
- L'Acide EïcosaPentaènoïque (**EPA**)
- L'Acide DocosaHexaènoïque (**DHA**)

SES EFFETS SUR LA SANTE :

Les **oméga 3** sont **nécessaires** au **développement** ainsi qu'au bon **fonctionnement** du **cerveau, du système nerveux** et de la **rétine**. Ils vont également permettre une **diminution** de la **pression artérielle** et donc le **risque d'Hypertension** (HTA) ainsi que des différentes **maladies cardio-vasculaires**.
De plus les **oméga 3** ont des **propriétés anti-inflammatoires**.

RECOMMANDATIONS :

Les **recommandations** en **oméga 3** sont de **500 mg par jour** dont :
- **250 mg d'EPA**
- **250 mg de DHA**

Pour les **sportifs**, la **recommandation** peut augmenter **jusqu'à 2000 mg par jour.**
Cependant, il est recommandé de **ne pas dépasser 3000 mg** par jour au risque d'avoir un impact **négatif** sur le niveau de **LDL-cholestérol** (dit mauvais).

POUR QUI UNE COMPLEMENTATION EST UTILE ?

Une **complémentation** en **oméga 3** n'est **pas utile pour tout le monde**, car il est **facile d'atteindre les recommandations** uniquement par **l'alimentation**.

Cependant il peut être **intéressant** pour les **sportifs** qui ont un **besoin nettement supérieur**. Il peut également être **pertinent** de se complémenter en oméga 3 **lors d'une blessure** qui implique une **inflammation** (tendinite, inflammations de manière générale...)

2.2 | Les Multivitamines

Les **multivitamines** sont des **complexes de certaines vitamines** et certains **minéraux** et **oligo-éléments** conçus dans le but de **couvrir nos besoins**.

En théorie, une alimentation **variée** et **équilibrée** est **supposée couvrir** tous nos **besoins** en **vitamines** et **minéraux**. Cependant dans la **pratique ce n'est pas le cas**. En effet, de nos jours les **aliments** contenant la plupart des vitamines et minéraux (fruits et légumes) **sont de plus en plus dénutris.**

Cela est dû à des **pratiques agricoles** actuelles (récoltes précoces, long temps de transport...). Mais aussi des **traitements industriels** qui **détruisent** les vitamines et minéraux.
Enfin notre **manière** de **cuisiner** réduit aussi leurs teneur (cuisson **longue** dans un **grand volume d'eau, épluchage, congélation**...).

OU RETROUVE-T-ON LE PLUS DE VITAMINES ET MINERAUX ?

De manière générale, les **aliments** les plus **riches** en vitamines sont les **fruits et légumes**.
Le fait de **varier** les fruits et légumes ainsi que leur **couleur** va permettre **d'augmenter** ses chances de n'avoir **aucune carence**.

En effet, la **couleur** d'un fruit ou d'un légume donne une **indication** sur sa **concentration** en **vitamines** et/ou **anti-oxydants** particuliers.

En ce qui concerne les **minéraux**, il y en a **partout**. Aussi bien dans les **féculents** (riz, pâtes...), que dans les **tubercules** (pomme de terre), les **fruits oléagineux** (cacahuètes, noix), la **viande rouge** et les **abats** (foie), les **produits laitiers** (lait, yaourt, fromage...), les **fruits**, les **légumes** ou bien encore les **fruits de mer** et **crustacés**.

A QUOI SERVENT LES VITAMINES ET MINERAUX ?

Toutes les **vitamines**, **minéraux**, **oligo-éléments** ont un rôle et des **propriétés physico-chimiques** propres.
De manière générale, ils **limitent l'oxydation cellulaire** (anti-oxydante), **favorisent** le **renouvellement cellulaire** dans tout le corps (peau, yeux, cheveux, os, dents...), **luttent contre la fatigue, favorisent** le système **immunitaire**, le système **nerveux**, la **contraction musculaire**...
Pour faire simple les **vitamines** et **minéraux** sont tout simplement **indispensables** car impliqués dans presque **toutes** les réactions du corps.

POUR QUI UNE COMPLEMENTATION EN VITAMINES ET MINERAUX EST UTILE ?

A l'heure actuelle, **selon moi tout le monde** devrait consommer un **multivitamine** notamment en **hiver**.

QU'EST CE QU'UN BON MULTIVITAMINE ?

Un bon **multivitamine**, doit être bien **dosé** par rapport à **vos besoins**.
A noter que la **majorité** des **multivitamines** sont **surdosés** (vous urinerez **jaune fluo**, mais **rien de grave**).
Il est donc important de **sélectionner** un **multivitamine** non pas standard, mais **adapté à votre âge et à votre sexe**.
Enfin une **prise journalière** sera plus **efficace** qu'une prise mensuelle (exemple des ampoules).

OU TROUVER SONT MULTIVITAMINE ?

La plupart des personnes **prennent** leur **multivitamine** en **pharmacie**, c'est une **erreur**. En effet les **prix** sont souvent **excessifs** et le produit **mal dosé**.
Je vous **recommande** donc de plutôt vous orienter vers **les boutiques de compléments alimentaires spécialisées**.

Leur **gamme** de **multivitamine** sera bien **plus large** et **adaptée** selon votre **sexe** et votre **âge**. De plus leur **prix** est souvent bien **moindre**.

Enfin, ils sont souvent sous la **forme de gélule** à prendre **1 à 2 fois par jour (matin et midi)** et seront donc **beaucoup mieux assimilés** qu'une ampoule prise 1 fois par semaine ou par mois.

A noter que **le corps n'est pas capable de stocker** la plupart **des vitamines**.

2.3 | Le Collagène

Le **collagène** est une **protéine** de **structure** présente dans les **cheveux**, la **peau**, les **os**, les **tendons** et les **articulations**.
Il **représente** environ **25 à 30% des protéines de notre corps.**
Il est relativement **difficile** d'avoir **suffisamment** de **collagène** dans notre **alimentation** moderne. En effet, nous ne **consommons** que très **peu** d'aliments **riches en celui-ci** (peau de poulet, pied de bœufs, bouillon d'os...).

QUEL EST LE ROLE DU COLLAGENE ?

Le **collagène** étant une **protéine de structure**, il va permettre une **meilleure qualité** de la **peau** et des **cheveux**. De plus il va permettre une **meilleure récupération** au niveau des **articulations** et des **tendons**. Il va également **prévenir** et réduire les **blessures** et/ou **douleurs articulaires** et **tendineuses**.

POUR QUI ?

Selon moi, la **complémentation** en **collagène** peut être **pertinente** pour **tout le monde** dans le but **d'améliorer la santé de la peau**, des **cheveux** ainsi que des **articulations** et plus **particulièrement** pour les **sportifs**.

CONSEILS D'UTILISATION :

Il existe **différentes formes** de collagène sur le marché, celui provenant **d'animaux** étant le **mieux assimilé**.
A noter que le **collagène est mieux absorbé** avec de la **vitamine C**, il peut donc être **intéressant** de le prendre en **même temps qu'un multivitamine**. Il arrive parfois qu'il soit **mélangé** avec du **magnésium**, ce qui est **intéressant**. Il n'y a **aucune différence** entre sa consommation en **poudre ou en gélule**.

ALTERNATIVE POSSIBLE :

Il y a un **complément** aux **propriétés similaires** sur le plan **articulaire** qui peut être une **bonne alternative**, ou même un **bon mélange** : la **glucosamine**.
Les **modalités de consommation sont identiques** au collagène.

2.4 | La Glutamine

La **glutamine** est un **acide aminé dit non essentiel** (car produit par notre corps) utilisé dans la **synthèse des protéines**. C'est l'acide aminé **le plus abondant** dans le sang et les muscles.

Il est **rare** d'avoir une **carence significative** en **glutamine** car le corps est **capable d'en synthétiser**.

De plus la **pratique** d'une **activité physique intense augmente** sa **concentration**.

Cependant, la **plupart** des personnes **n'ont pas un taux optimal** de **glutamine**. Sur le **plan alimentaire**, il n'y a pas d'aliment particulièrement riche en glutamine.

On la **retrouve essentiellement** dans les **protéines animales** (poulet, poisson...) et **végétales** (lentille, tofu...).

QUEL EST LE ROLE DE LA GLUTAMINE ?

La **glutamine** joue un rôle dans différentes fonctions **biologiques** comme :
- Synthèse des protéines
- Système immunitaire
- Absorption intestinale
- Équilibre acido-basique (pH sanguin)
- Réparation du cartilage et des tendons
- Potentiellement le sommeil

POUR QUI ?

La complémentation en **glutamine** est pertinente pour **tout individu**, mais plus précisément :
- Les sportifs
- Les problèmes d'absorption intestinale
- Les blessures (musculaire, tendineuse...)
- Les personnes avec un système immunitaire faible

CONSEILS D'UTILISATION :

La **meilleure** forme de **glutamine** est celle en **poudre**. **Divisez** les **prises** pour favoriser une **meilleure assimilation**.

Une prise **le matin au réveil** pour avoir une **meilleure absorption** des aliments au cours de **la journée**. Puis une **seconde prise le soir, 1h avant** d'aller **dormir** pour **favoriser** la **digestion** et donc le **sommeil**.
De plus, pendant la **nuit** notre corps va pouvoir **récupérer** au mieux au niveau des **articulations** et des **muscles** avec de la **glutamine**.

DOSAGES :

En ce qui concerne les **quantités**, cela varie entre **10 et 20g par jour** selon votre **poids**, votre **taille** et votre **sexe**.
Une fois de plus je **recommande** de passer par les **boutiques spécialisées** en **compléments alimentaires**.

3 | Les Compléments Alimentaires pour Optimiser sa Testostérone

3.1 | L'Ashwagandha

L'**Ashwagandha** est un **arbuste** de la famille des **Solanaceae** qui pousse en **Inde**, au **Moyen-Orient** et dans certaines parties de l'**Afrique**.

La **poudre** de sa **racine** est **utilisée** depuis **des siècles en médecine traditionnelle indienne** ainsi qu'en **phytothérapie**.

QUELS SONT LES BENEFICES DE L'ASHWAGANDHA ?

L'**Ashwagandha** possède de nombreux **bienfaits**. C'est un **adaptogène** très **puissant** qui permet de **réduire le stress**, il pourrait donc également **améliorer la qualité du sommeil**. Il a aussi un effet **bénéfique** sur le **système immunitaire**. Enfin, **plusieurs études** tendent à prouver qu'il **augmente** les niveaux de **testostérone** notamment grâce à la **diminution du stress** (cortisol).

RAPPEL PHYSIOLOGIQUE :

La **testostérone** et le **cortisol** (hormone du stress) sont 2 hormones **stéroïdiennes antagonistes**. C'est à dire qu'elles **s'annulent** mutuellement et sont **produites** à partir de **cholestérol**.

Lorsque la **testostérone augmente**, le **cortisol diminue** et inversement. Cela pour une raison très simple, il faut les **mêmes "ingrédients"** (comme le cholestérol) pour les **produire**.

Donc, si le corps **produit beaucoup** de **cortisol**, il ne reste **plus assez de cholestérol** pour produire **suffisamment** de **testostérone**.

POUR QUI ?

La prise **d'Ashwagandha** peut s'avérer **intéressante** pour les personnes qui souhaitent soit : **diminuer** leur niveau de **stress augmenter** leur niveau de **testostérone.**

CONSEILS D'UTILISATION :

D'un point de vue **pratique**, sa consommation sous forme de **gélule** est le **plus simple** puisqu'elle nous **épargne le goût** potentiellement dérangeant.
Je **recommande** de la prendre le **matin**, de sorte à **diminuer** le niveau de **stress** tout au long de **la journée** ou alors le **soir** pour **mieux dormir.

DOSAGES :

Une consommation de **400 mg à 1200 mg** en fonction de **l'association ou non** avec d'autres **plantes** (Tribulus, Maca, Tongkat Ali...) est **suffisante**.
Dans le cas **d'une prise impliquant plusieurs gélules**, il peut être intéressant de les **répartir** tout au long de la journée : matin, midi puis soir.

3.2 | Le Maca

Le **Maca** est une plante **herbacée** biennale de la famille des **Brassicaceae** originaire du **Pérou** et de la **Bolivie**. La partie **consommée** est le plus souvent sa **racine** sous forme de **poudre**.

QUELS SONT LES BENEFICES DU MACA ?

Le **Maca** a des effets assez **similaires** à celui de l'Ashwagandha.
Il permet une **diminution** du niveau de **stress** et une **augmentation** du niveau de **testostérone**.
Il pourrait également **favoriser** le **système immunitaire** ainsi que **réduire** les **symptômes** de la **ménopause**.

POUR QUI ?

La **consommation** de **Maca** peut être **utile** pour les personnes qui veulent :
- Diminuer leur niveau de stress
- Augmenter leur niveau de testostérone
- Réduire les symptômes de la ménopause.

CONSEILS D'UTILISATION :

Pour la **même raison** que l'**Ashwagandha**, sa consommation sous forme de **gélule** est nettement plus **pratique**. Il peut être très **pertinent d'associer** ces **2 plantes** pour **optimiser** les **effets** sur le **stress** et la **testostérone**.

DOSAGES :

Une consommation de **1500 mg à 3000 mg** en fonction de **l'association ou non** avec d'autres **plantes** (Tribulus, Ashwagandha, Tongkat Ali...) est **suffisante**.
Dans le cas d'une **prise** impliquant plusieurs **gélules**, il peut être **intéressant** de les **répartir** tout au long de la journée : matin, midi.

Contre-indiqué en cas d'hyperthyroïdie.

3.3 | Le Tribulus

Le **Tribulus** est une plante **annuelle** de la famille des **Caltropes**.
Il pousse dans des **climats secs** dans le **monde entier**. Ce sont ses **fruits** et ses **feuilles** qui sont le plus couramment **utilisés** sous forme de **poudre**.

QUELS SONT LES BENEFICES DU TRIBULUS ?

Le **Tribulus** permet **d'augmenter** les niveaux de **testostérone**. Il favoriserait également la **stimulation** du **système immunitaire**, du système **nerveux** et du **cœur**.

POUR QUI ?

La **supplémentation** en **Tribulus** peut être **avantageuse** pour les personnes qui veulent :
- Augmenter leur niveau de testostérone

CONSEILS D'UTILISATION :

Pour des raisons **identiques** aux **2 premières**, sa consommation sous forme de **gélule** est nettement plus **pratique**. Il peut être très **judicieux** de **l'associer** avec des **plantes** qui **diminuent le stress**.

DOSAGES :

Une **consommation** de **1000 mg par jour est suffisante**. Dans le cas d'une **prise en association**, il peut être **intéressant** de les prendre **le matin au réveil**.

Contre-indiqué en cas de problèmes thyroïdiens.

3.4 | La Rhodiola Rosea

La **Rhodiola Rosea** est une plante à **fleurs vivace** de la famille des **Crassulaceae**. Elle pousse dans les **régions sauvages d'Europe, d'Asie** et **d'Amérique du nord**.
La partie **consommée** est souvent sa **racine** sous forme de **poudre**.

QUELS SONT LES BENEFICES DU RHODIOLA ROSEA ?

La **Rhodiola Rosea stimule** le **système nerveux** et permet de **lutter contre la fatigue** et la **dépression** en **diminuant** le niveau de **stress**.
Elle **augmente** également les **performances physiques** et **intellectuelles**.
En **réduisant** le **stress**, la **Rhodiola Rosea** pourrait potentiellement favoriser une **augmentation** de la **testostérone**.

POUR QUI ?

La **supplémentation en Rhodiola Rosea** peut être **positive** pour les personnes qui veulent :
- Diminuer leur niveau de stress
- Augmenter leurs performances physiques/cognitives
- Augmenter leur niveau de testostérone

CONSEILS D'UTILISATION :

Pour des **raisons identiques aux autres**, sa consommation sous forme de **gélule** est nettement plus **pratique**. Il peut être très pertinent de **l'associer** avec des **plantes** qui **augmentent la testostérone** comme le Tribulus.

DOSAGES :

Une **consommation** de **400 à 800 mg** par jour est **suffisante**. Dans le cas d'une prise en **association** avec du **Tribulus**, il peut être intéressant de les **prendre le matin** au réveil à raison de **1000 mg de Tribulus et 800 mg de Rhodiola Rosae**.

3.5 | Le Tongkat Ali

Le **Tongkat Ali** est une plante à **fleurs** de la famille des **Simaroubacées** originaire **d'Indochine, d'Indonésie** ainsi que des **Philippines**.
C'est la **racine** de la plante qui est **utilisée** en **médecine populaire asiatique**.

QUELS SONT LES BENEFICES DU TONGKAT ALI ?

Le **Tongkat Ali augmente** les niveaux de **testostérone**, tout en **diminuant** les niveaux de **stress**.
Il **favorise** la **récupération**, la **force** et l'**énergie**.

POUR QUI ?

La **supplémentation** en **Tongkat Ali** peut aider les personnes qui souhaitent :
- Augmenter leur niveau de testostérone
- Diminuer leur niveau de stress
- Augmenter leur force et leur énergie

CONSEILS D'UTILISATION :

Il est un peu plus **compliqué** d'en **trouver** sous forme de **gélule**, car il est plus **souvent** vendu sous forme de **poudre**. Il peut être très **pertinent** de **l'associer** avec des **plantes** qui **diminuent** le **stress**, comme la **Rhodiola Rosea**, l'**Ashwagandha** ou le **Maca**.

DOSAGES :

Une **consommation** de **200mg à 400mg** par jour est **suffisante**.
Dans le cas d'une **prise** en **association**, il peut être **intéressant** de les **prendre le matin** au réveil.

3.6 | Le ZMB6

Le **ZMB6** est un **complexe** de **Zinc, Magnésium** et **vitamine B6**. Parfois il y a également de la **vitamine D**.
Le **Zinc**, le **Magnésium** et la **vitamine D** font partie des éléments **indispensables** à la production de **testostérone**.

QUELS SONT LES BENEFICES DU ZMB6 ?

Le **ZMB6** va favoriser une **production optimale** de **testostérone** en assurant un **apport suffisant en précurseur** de la **testostérone**. Sans compter les **bénéfices** de chacun des **minéraux** et **vitamines** pris **indépendamment**.

POUR QUI ?

La **supplémentation** en **ZMB6** peut aider les personnes qui souhaitent :
- Augmenter leur niveau de testostérone

RAPPEL PHYSIOLOGIQUE :

Les **pics** de **production** de **testostérone** se passent **la nuit** si l'on est **endormi** (entre **22h et minuit**).
Pour **optimiser** sa **production** : il faut donc être **endormi entre 22h et minuit** avoir **suffisamment** de **précurseurs** (Zinc, Magnésium, Vitamine D, Vitamine B6...).

CONSEILS D'UTILISATION :

Le **ZMB6** se **consomme** sous forme de **gélule**. Il serait **pertinent** de **l'associer** avec des **plantes** qui **diminuent** le **stress** afin de laisser le **plus de substrats possibles** pour la **production** de **testostérone**. Les **associations** intéressantes seraient avec : **l'Ashwagandha**, le **Maca**, la **Rhodiola Rosea**

DOSAGES :

Le **dosage** va **dépendre** de la **composition** faite par le **fabricant**, je vous suggère de **suivre** les **recommandations** de **celui-ci**.
Etant donné que les **pics de testostérone** se produisent la **nuit, prendre** son ZMB6 le **soir 1h avant** d'aller **dormir** est le plus optimal. Il est également possible de **l'associer** avec de la **glutamine** et la prendre au même moment.
La **glutamine** va **favoriser** une **meilleure absorption** du **ZMB6** et ensemble ils vont **favoriser** un **meilleur sommeil**.
Ce qui met **toutes les chances** de votre côté pour **favoriser** la production d'un **maximum de testostérone**.

4 | Les Compléments Alimentaires pour la Perte de Gras

4.1 | La Carnitine

La **carnitine** est un **acide aminé naturellement** produit par le corps. Elle existe sous forme de **poudre** ou de **gélule**. Parfois associée à la **Téanine** et **Méthionine** impliquée dans le **métabolisme** des **graisses**.

RAPPEL PHYSIOLOGIQUE :

Dans notre corps, **l'énergie** est **produite** dans les **mitochondries**. Pour **produire** de **l'énergie** à partir d'un **acide gras**, il faut un **moyen de transport**.
En effet, un **acide gras seul** ne **peut pas passer** à travers la double **membrane d'une mitochondrie** : ce transporteur est la **carnitine**.

QUELS SONT LES BENEFICES DE LA CARNITINE ?

La **carnitine** va permettre un **meilleur transport** des **acides gras** vers les **mitochondries** pour produire de **l'énergie**. Elle va donc **favoriser** la **perte de gras**.

POUR QUI ?

La **supplémentation** en **carnitine** va aider les personnes qui souhaitent **perdre du gras**.

CONSEILS D'UTILISATION :

Que ce soit sous forme de **poudre** ou de **gélule**, je recommande d'y aller **progressivement**.
Prenez-en de **préférence entre** les **repas** ou **avant** votre **entrainement**.

DOSAGES :

Commencez par une **petite** quantité comme **500 mg** puis augmentez au fur et à mesure **jusqu'à 1000 mg à 3000 mg maximum. Fractionnez** la prise, **avant** l'entrainement et **entre** les **repas** pour **optimiser** son **assimilation** et son **effet**.

4.2 | Le CLA

Le **CLA** (Acide Linoléique Conjugué) est un **acide gras** qui favorise la **perte de gras**. On le retrouve chez les **animaux** (viandes) et leurs **dérivés** (lait) nourris à **l'herbe**.
Cependant de nos jours, le **bétail** est **majoritairement** nourri avec des **céréales** tel que l'avoine.
Ce qui induit une **diminution** de leurs productions de **CLA**.

QUELS SONT LES BENEFICES DU CLA ?

Le **CLA** va **inhiber** en partie le **stockage** des **acides gras** pour **privilégier** leurs **utilisations** comme source **d'énergie**.

POUR QUI ?

La **supplémentation** en **CLA** va être **utile** pour les personnes qui veulent **perdre du gras**.

CONSEILS D'UTILISATION :

Le **CLA** est présent sous forme de **gélule**. Il peut être **pertinent** de **l'associer** avec de la **carnitine**.
En effet, pendant que le **CLA** va **inhiber** le **stockage** des acides gras, la **carnitine** va favoriser leurs **utilisations** comme source **d'énergie**.
Les **modalités** de **consommation** sont donc **les mêmes** que la **carnitine**.

DOSAGES :

Pour les **quantités**, suivre les **instructions** du **fabricant**.
Elles devront être **d'environ 3000 mg par jour** à répartir en **plusieurs prises**.
Une **avant** l'entrainement et les autres **entre** les **repas**.

4.3 | Le Vinaigre de Cidre (de pomme)

Le **vinaigre de cidre** n'est **pas** un **complément** alimentaire, même s'il existe en tant que tel. Il est **issu** de la **fermentation alcoolique** de jus de **pommes**.
Nous l'utiliserons sous sa **forme classique** que l'on peut retrouver dans toutes **les grandes surfaces**.

QUELS SONT LES BENEFICES DU VINAIGRE DE CIDRE ?

Le **vinaigre de cidre** a divers **bénéfices** pour le corps et la **santé**. Dans notre cas ce qui nous **intéresse**, c'est son action sur la **perte de gras**. Il va **stimuler** l'enzyme **AMPK** qui va favoriser le **déstockage** des **acides gras** de notre corps.

POUR QUI ?

La **consommation** de **vinaigre de cidre** va aider les personnes qui veulent **perdre du gras**.

CONSEILS D'UTILISATION :

Le **vinaigre de cidre** est à utiliser en **petite quantité** (1 à 2 cuillères à soupe).
Soit comme **assaisonnement** de vos plats, dans vos **vinaigrettes** ou simplement **dilué** dans de **l'eau**.

4.4 | Le Konjac

Le **Konjac** n'est **pas** vraiment un **complément** alimentaire.
C'est une **plante** vivace **cultivée** en **Asie** dont l'aspect peut
s'**apparenter** à celui du **riz** ou des **pâtes**. A la **différence** qu'il
contient **presque 0 calorie** (**8kcal** pour 100g contre **365kcal**
pour des **pâtes**).

QUELS SONT LES BENEFICES DU KONJAC ?

Le **Konjac** est un aliment **presque acalorique**, qui contient
essentiellement des **fibres**. Il permet donc de **diminuer** la
sensation de **faim** et d'**augmenter** le **volume** des **repas**.
Ce qui va **permettre** de **perdre du poids** plus **facilement**.

CONSEILS D'UTILISATION :

Le **Konjac** peut être **utilisé** en **remplacement** des **pâtes**, du
riz, des **pommes de terre**... On peut en trouver dans
certaines grandes surfaces ou dans **certaines boutiques de
compléments** alimentaires. Il suffit simplement de le **faire
chauffer** quelques minutes dans de **l'eau chaude**, ou bien
froid en **salade**.
Attention le **Konjac n'a pas de goût** donc pensez bien à le
consommer avec un **accompagnement assaisonné, épicé**...

POUR QUI ?

La **consommation** de **Konjac** va **aider** les personnes qui désirent **perdre du gras**.

DOSAGES :

Le **konjac** est vendu en **portion individuelle** de 100 à 200g. Une portion est **l'équivalent** d'un **repas** par personne **une fois accompagné** avec de la viande, des légumes...

5 | Les Compléments Alimentaires pour la Performance/Pré-Workout

5.1 | Les BCAA

Les **BCAA** sont des Acides Aminés à Chaîne Ramifiée et sont au nombre de 3 : la **valine**, la **leucine** et **l'iso-leucine**.
Ils sont tous les 3 des **acides aminés indispensables** car le corps ne **peut pas les synthétiser**.
Après le nom BCAA, il y **une suite de nombre** comme 2 1 1, 4 1 1... Cela représente le **ratio** entre les **composants (2 ou 4** pour la **leucine,1** pour **l'isoleucine** et **1** pour la **valine**).

QUELS SONT LES BENEFICES DES BCAA ?

Les **BCAA** permettent de **réduire** la **fatigue** et **d'augmenter** **l'endurance** tout en **limitant** le **catabolisme** musculaire (destruction des muscles pour faire de l'énergie).

POUR QUI ?

La **consommation** de **BCAA** va être utile pour les **sportifs d'endurance**, ou de **force** en **déficit calorique** (sèche).

CONSEILS D'UTILISATION :

Les **BCAA** les plus **efficaces** sont les **2 1 1**, les autres sont juste du **marketing**. Je vous **recommande** de les prendre sous forme de **poudre** afin de les **incorporer** dans la **boisson** que vous allez boire **durant** votre **entraînement** avec un peu de **sel iodé** (pour **compenser** les **pertes** liées à la **sudation**).

DOSAGES :

Suivre les **recommandations** indiquées sur la boîte par le **fabricant**, environ **10 g généralement**.

5.2 | La Bêta-alanine

La **Bêta-alanine** est un **acide aminé non essentiel** (synthétisé par le foie). Pour les personnes ayant **déjà** pris des **pré-workout**, il est le **responsable** des **picotements**. Mais ne vous **inquiétez pas**, ils n'ont **aucune conséquence néfaste**.

QUELS SONT LES BENEFICES DE LA BETA-ALANINE ?

La **Bêta-alanine** va permettre une **augmentation** de **l'endurance** en **limitant l'acidification**.
En effet lors d'un **effort prolongé**, nos **muscles** vont produire de **l'acide lactique** qui va **acidifier** le corps.
La **Bêta-alanine** va permettre par un **processus assez complexe** de **réduire** cette **acidification**.

CONSEILS D'UTILISATION :

La **Bêta-alanine** provoque des **picotements** qui **peuvent** être **désagréables** mais **pas dangereux**.
Je vous **recommande** donc d'y aller **progressivement**. Vous pouvez la **consommer** juste **avant** votre **entraînement**.
Il peut être **pertinent** de **l'introduire** dans la **boisson d'entraînement** pour favoriser un **apport** tout au **long** de la **séance** et **limiter** les **picotements**.

POUR QUI ?

La **consommation** de **Bêta-alanine** va être **utile** pour les **sportifs d'endurance**, ou de **force**.

DOSAGES :

Vous pouvez **commencer** par **1 g** puis **augmenter** au fur et à mesure **jusqu'à 6 g**.

5.3 | La Citrulline

La **Citrulline** est un **acide aminé non essentiel** (synthétisé par le corps). Une fois **consommée**, la Citrulline est **convertie** en **Arginine** qui est un **précurseur** de l'**oxyde nitrique**.

QUELS SONT LES BENEFICES DE LA CITRULLINE ?

La **Citrulline** de par son lien **indirect** avec l'**oxyde nitrique**, va favoriser la **congestion**. C'est à dire une **augmentation** du **volume** de **sang** vers les muscles. Ce qui va **augmenter** l'apport en **dioxygène** (O2) et **nutriments** (glucose, acides aminés, acides gras...).
Mais cela va également **augmenter** le **recyclage** des **déchets** tel que l'**acide lactique**, le **CO2**...

CONSEILS D'UTILISATION :

Sous forme de **poudre**, elle peut être **consommée** juste **avant** l'**entraînement**. Mais elle peut également être **ajoutée** à la **boisson d'entrainement** pour avoir un **apport continu**.

POUR QUI ?

La **consommation** de **Citrulline** va être utile pour les **sportifs d'endurance**, ou de **force**.

DOSAGES :

Vous pouvez **commencer** par **2 g** puis **augmenter** au fur et à mesure **jusqu'à 6 g**.

5.4 | L'Arginine Alpha Keto Glutarate

L'Arginine Alpha Keto Glutarate ou plus simplement **AAKG**, est un **acide aminé non essentiel** qui peut être produit par le corps. Il est un **précurseur** de **l'oxyde nitrique**.

QUELS SONT LES BENEFICES DE L'AAKG ?

L'AAKG étant un **précurseur** de **l'oxyde nitrique**, il va favoriser la **congestion**. C'est à dire une **augmentation** du **volume** de **sang** vers les muscles. Ce qui va **augmenter** l'apport en **dioxygène** (O2) et **nutriments** (glucose, acidess aminés, acides gras...).
Mais cela va également **augmenter** le **recyclage** des **déchets** tel que **l'acide lactique**, le **CO2**...

CONSEILS D'UTILISATION :

Sous forme de **poudre**, il peut être **consommé** juste **avant** **l'entraînement**. Mais il peut également être **ajouté** à la **boisson d'entrainement** pour avoir un **apport continu**.
Il peut être très **efficace** de **l'associer** avec de la **Citrulline**.

POUR QUI ?

La **consommation d'AAKG** va être utile pour les **sportifs d'endurance**, ou de **force**.

DOSAGES :

Vous pouvez **commencer** par **2 g** puis **augmenter** au fur et à mesure **jusqu'à 6 g**.

5.5 | Le Ginseng Coréen

Le **Ginseng Coréen** est une **plante** qui appartient à la famille des **Araliaceae**. Elle **pousse** principalement en **Asie de l'est** et en **Amérique du nord**.
Il se **consomme** sous **différentes formes** dans le cadre des **compléments**, la plus **simple** étant en **gélules**.

QUELS SONT LES BENEFICES DU GINSENG COREEN ?

Le **Ginseng Coréen** est **reconnu** pour :
- Renforcer le système immunitaire
- Lutter contre la fatigue
- Améliorer la circulation sanguine
- Améliorer la mémoire
- Améliorer la santé des femmes ménopausées

CONSEILS D'UTILISATION :

Sous forme de **gélule**, il va être une **alternative** aux **stimulants** telle que la **caféine**. Son **association** avec la **Rhodiola Rosea** va **renforcer** cet **effet**.
Je vous **recommande** donc de les **consommer** soit le **matin**, soit **1 à 2h** avant l'**entraînement**.
Contrairement à la **caféine** ils ont un effet **plus long** dans le temps.

POUR QUI ?

La **consommation** de **Ginseng Coréen** peut être **utile** pour **tout le monde**, mais **surtout** pour les **sportifs** comme **stimulant**.

DOSAGES :

Une dose de **1000 mg à 2000 mg est suffisante** le **matin** au réveil ou **1 à 2h avant l'entrainement**.

5.6 | L'Eleuthérocoque

L'éleuthérocoque est une **plante** qui appartient à la famille des **Araliaceae**. Elle **pousse** principalement dans les **régions froides**.
Il se **consomme** sous la forme de **gélule** contenant sa **racine** mise en **poudre**.

QUELS SONT LES BENEFICES DU L'ELEUTHEROCOQUE ?

L'éleuthérocoque est **reconnu** pour :
- Renforcer le système immunitaire
- Lutter contre la fatigue physique
- Stimuler le système nerveux central
- Augmenter les performances sportives

CONSEILS D'UTILISATION :

Sous forme de **gélule**, il va être une **alternative** aux **stimulants** telle que la **caféine**. Son association avec la **Ginseng coréen** va **renforcer** cet **effet**.
Je vous **recommande** donc de les **consommer** soit le **matin**, soit **1 à 2h avant l'entraînement**.
Contrairement à la **caféine** ils ont un effet **plus long** dans le temps.

Il ne faut pas faire un usage prolongé de cette plante.

POUR QUI ?

L'éleuthérocoque est la plante **adaptogène** (améliore la réponse au stress) des **sportifs** par **excellence**.

DOSAGES :

Une dose de **500 mg à 4000 mg** est **suffisante** le **matin** au réveil ou **1 à 2h avant l'entrainement**.

5.7 | Les Stimulants

Il existe **toutes sortes** de **stimulants**, certains **légaux** (caféine, théine) et d'autres **illégaux** (amphétamine, cocaïne...). Nous **parlerons** ici **uniquement** de la **théine** et de la **caféine**.

5.7.1 | La Caféine

La **caféine** est un **stimulant** du **système nerveux central** de la classe des **méthyl xanthines**. On peut le **consommer** sous forme de **boisson** (café), de **poudre** ou bien de **gélule**.
Elle va également **favoriser** le **déstockage** des **acides gras**.
Par conséquent, Il peut être **pertinent** de **l'associer** avec la **Carnitine** ou le **CLA** dans le cadre d'un objectif de **perte de poids**.

QUELS SONT LES BENEFICES DE LA CAFEINE ?

La **caféine** étant un **stimulant**, elle va **augmenter** la **vigilance, l'attention** et la **concentration**. Elle va également **réduire** la **fatigue** et **augmenter** votre **fréquence cardiaque**. Enfin elle va **augmenter** votre **consommation d'énergie**.

QUELS SONT LES INCONVENIENTS DE LA CAFEINE ?

La **caféine** étant un **stimulant**, elle peut **impacter** la **qualité** de votre **sommeil** et **augmenter** le niveau de **stress**. De plus, elle **crée** une **tolérance** et une **dépendance**, c'est à dire que le **corps** va **s'habituer** et qu'il en **faudra** de **plus en plus** pour des **effets similaires** à la **1ère consommation.**

CONSEILS D'UTILISATION :

Je vous **recommande** de ne **pas consommer** d'éléments contenant de la **caféine 6 à 8h avant l'heure du coucher** afin de **ne pas impacter** votre **sommeil.**
Eviter également **juste après** un **repas** car le **café inhibe** l'**absorption** des **vitamines** et **minéraux.**
Le **meilleur moment** est **entre** les **repas** pour **favoriser** son **effet** sur la **perte de gras** ou **avant un entraînement**, s'il n'est **pas trop tard** pour profiter de **l'effet stimulant.**
A noter qu'il y a de la **caféine** dans la **plupart** des **boissons énergisantes** (redbull, cola...) et que **contrairement** à la croyance **populaire**, il y a **plus de caféine** dans un **café allongé** que dans **un expresso.**

POUR QUI ?

La **consommation** de **caféine** peut **servir** à **tout le monde,** mais **surtout** aux **sportifs** comme **stimulant.**

DOSAGES :

Un **adulte** en **bonne santé** peut consommer environ **400 mg de caféine** par jour (**4 tasses**), après quoi il peut y **avoir** des **effets néfastes** sur la **santé**.
Il est également **possible** de **mourir** par **overdose** suite à une **consommation excessive** de **caféine**.

5.7.2 | La Théine

La **théine** est un **stimulant** du **système nerveux central**. On peut le **consommer** sous forme de **boisson** (thé), de **poudre** ou bien de **gélule**. Elle va également **favoriser** le **déstockage** des **acides gras**. Il peut donc être **pertinent** de **l'associer** avec la **Carnitine** ou le **CLA** dans un **objectif** de **perte de poids**.
C'est une **molécule identique** à la **caféine** à la **différence** que : la **théine** a un mode d'action **lent**.

QUELS SONT LES BENEFICES DE LA THEINE ?

La **théine** étant un **stimulant**, elle va **augmenter** la **vigilance**, **l'attention**, la **concentration**. Elle va également **réduire** la **fatigue, augmenter** votre **fréquence cardiaque**.
Enfin elle va **augmenter** votre **consommation d'énergie**.

QUELS SONT LES INCONVENIENTS DE LA THEINE ?

La **théine** étant un **stimulant**, elle peut **impacter** la **qualité** de votre **sommeil** et **augmenter** le niveau de **stress**. De plus elle **crée** une **accoutumance** et une **dépendance**, c'est à dire que le **corps** va **s'habituer** et qu'il en **faudra** de **plus en plus** pour des **effets similaires** à la **1ère consommation**.

POUR QUI ?

La **consommation** de **théine** peut **servir** à **tout le monde**, mais **surtout** aux **sportifs** comme **stimulant**.

CONSEILS D'UTILISATION :

Je vous **recommande** de ne pas **consommer** d'éléments contenant de la **théine 6 à 8h avant l'heure du coucher** afin de ne **pas impacter** votre **sommeil**.
De plus elle **inhibe l'absorption** du **fer**, donc, le **meilleur** moment pour en **consommer** est **entre** les **repas** pour **favoriser** son **effet** sur la **perte de gras** ou **avant un entraînement**, s'il n'est pas trop tard pour profiter de **l'effet stimulant**.

DOSAGES :

Un **adulte** en **bonne santé** peut consommer **environ 400 mg de théine** par jour (**5 tasses**), après quoi il peut y avoir **des effets néfastes sur la santé**.

5.8 | Les Epices

Il existe de **nombreuses épices** au différents **bénéfices santé** ainsi que **gustatif**.
Nous **parlerons** ici uniquement de **2 d'entres elles** : le **gingembre** et le **piment** de part leurs **effets** sur le **corps**.

5.8.1 | Le Gingembre

Le **gingembre** est une **plante** à fleurs dont la **racine** est **utilisée** comme **épice** et comme **médecine populaire**. Il est **cultivé** en **Asie du Sud**, en **Afrique tropicale** et en **Amérique centrale**.
Il peut être **consommé** sous forme de **poudre**, de **gélule**, de **jus**...

QUELS SONT LES BENEFICES DU GINGEMBRE ?

Le **gingembre** est un **puissant antioxydant** et **anti vomitif**.
Il aurait aussi un **impact positif** sur les **niveaux d'énergie** et la **testostérone**.
Il **renforcerait** le **système immunitaire**, la **digestion** et **réduirait** la **douleur**.

POUR QUI ?

La **consommation** de **gingembre** peut s'avérer **pertinente** pour les **sportifs** de par son effet sur **l'énergie**, la **testostérone** et la **réduction** de la **douleur**.

CONSEILS D'UTILISATION :

Je vous **recommande d'incorporer** du **gingembre** lorsque vous **cuisinez**.
Au-delà de ça, il peut être **intéressant** d'en **consommer avant son entraînement** pour **moins ressentir la douleur** et avoir **plus d'énergie**.
Par exemple se **faire** une **boisson à base de gingembre**.

DOSAGES :

Il n'y a **pas de recommandations** particulières concernant le **dosage**, la **limitation** sera plus votre **tolérance** à son **goût particulier** et **votre système digestif**.

5.8.2 | Le Piment

Il existe **toutes sortes de piments**, je vais donc **parler** des **piments** de **manière générale**.
Ils sont le **fruit** de **5 espèces de plante** de la famille des **Solanacées**. Ils sont **cultivés** en **Amérique du Sud**, au **Mexique** et en **Amérique centrale**.

QUELS SONT LES BENEFICES DU PIMENT ?

Le **piment stimule** la **circulation sanguine**, le **système immunitaire**, le **métabolisme**...
Il permet également de **lutter contre la douleur**.

POUR QUI ?

La **consommation** de **piment** va **profiter** au **sportif** ainsi qu'aux personnes qui souhaitent **perdre du poids**.

CONSEILS D'UTILISATION :

Je vous **recommande d'incorporer** du **piment** lorsque vous **cuisinez**.
Au-delà de ça, il peut être **intéressant** d'en **consommer** **avant** son **entraînement** pour **moins ressentir la douleur**.
Par exemple se **faire** une **préparation à base de piment**, voire une **boisson**.
Vous pouvez également **l'associer** avec du **gingembre** et les **compléments perte de gras** (Carnitine, CLA...) pour **faciliter** une **perte de poids**.

DOSAGES :

Il n'y a **pas de recommandations** particulières concernant le **dosage**, la **limitation** sera plus votre **tolérance à son goût et votre digestion**.

5.9 | Les Pré-workout industriels

Il **existe** toute une **variété** de **pré-workout industriels** avec différentes formules toutes **plus incroyables les une que les autres.**
Cependant, **il n'en est rien.**

La **plupart** des **pré-workout** sont **mal dosés, onéreux** et avec des **ingrédients mauvais** pour la **santé.**
Ceci pour une **raison** très simple, **réduire le coût de production** et **augmenter** les **marges.**
Par contre **certains** sont malgré tout **très intéressants**, je vous **recommande** donc d'être **très méfiant** la prochaine fois que vous achèterez un **pré-workout.**
Les **pré-workout** ont **différents objectifs** :
- Donner de l'énergie (caféine, théine...)
- Augmenter la congestion (citruline, arginine...)
- Augmenter l'endurance (bêta-alanine)
- Augmenter la concentration (caféine, Ginseng Coréen...)
- Pratique : 1 à 2 scoop et c'est parti

POUR QUI ?

La **consommation** de **pré-workout** peut être **intéressante** pour les **sportifs** qui ne veulent **pas perdre de temps** avec **l'élaboration** de leur **propre pré-workout** maison.

RECONNAITRE UN MAUVAIS PRE-WORKOUT :

Commencez simplement par **regarder** le **dosage** des **composants** par portion.
S'ils sont **nettement inférieurs** aux **recommandations** de cet **EBOOK,** il y a de forte chance qu'il **soit sous dosé.**
Vous pouvez aussi **regarder** la **composition,** s'il y **beaucoup d'ingrédients** dont vous **ne connaissez pas l'existence** ni l'origine, c'est **mauvais signe.**
Enfin **regarder le prix,** s'il est **extrêmement cher** ou à l'inverse **très peu coûteux,** il y a de **forte chance** qu'il n'ait **qu'un but commercial.**
Je vous **recommande** donc de faire **votre propre pré-workout** maison afin de **pouvoir contrôler le contenu,** la **qualité** et le **prix.**

CONSEILS D'UTILISATION :

Prenez la dose **recommandée 30min ou moins avant** l'entraînement.

DOSAGES :

Il n'y a **pas de recommandations** particulières concernant le **dosage, suivez** simplement les **instructions** du **fabricant.**

MON PRE-WORKOUT MAISON !

Il se compose en **3 parties** :
Ce que j'appelle "**le nectar des dieux**", ma **boisson d'entraînement** et un **café**.

Le **nectar des dieux** est un **mélange** de **4 ingrédients** :
Du **piment**, du **gingembre**, du **vinaigre de cidre** et du **jus de citron**. Je le **dilue** ensuite avec **ma boisson d'entraînement**.

Ma boisson d'entraînement comprend **5 ingrédients** :
Des **BCAA 2 1 1**, de l'**arginine**, de la **citrulline**, de la **bêta-alanine** dans **1.5L d'eau minérale** avec un peu de **sel iodé**.

6 | Les compléments alimentaires pour la prise de muscle/force

6.1 | La Créatine

La **créatine** est LE **complément alimentaire** le **plus testé scientifiquement**. On la **retrouve** essentiellement dans nos **muscles** et notre **cerveau**.
Les **viandes** de manière générale sont donc une **source**, même si **relativement faible**, de **créatine**.
Sa **consommation** sous forme de **poudre** est **préférable**.

QUELS SONT LES BENEFICES DE LA CREATINE ?

La **créatine** permet une **augmentation** des **performances**, de l'**endurance**, de la **récupération**... De plus elle va **favoriser** la **prise** de **muscle** et la **rétention d'eau intra-cellulaire** ce qui va donner l'**air "plein" ou "galbé"**.
Elle va également **favoriser** un bon **fonctionnement** du **cerveau**.

POUR QUI ?

La **consommation** de **créatine** peut être un **allié** de **choix** pour tout **sportif** qui souhaite **prendre en force et/ou en masse musculaire**, ainsi qu'en **sèche**, pour favoriser le **maintien de la masse musculaire**.

CONSEILS D'UTILISATION :

Je vous **recommande** de **fractionner** les **prises** (matin, midi, collation, soir) **avec** des **glucides**.
Lors de **l'achat**, il est important qu'elle comporte **le label CREAPURE** gage de qualité et de pureté.

DOSAGES :

Une **consommation de 3 à 5 g** par jour répartie **en 3 à 4 prises** est optimale, avec des **glucides** pour favoriser son **assimilation**.

6.2 | La Whey

La **Whey** est simplement de la **protéine** en **poudre**. Elle est parfois **associée** avec du **sucre** et des **édulcorants** pour le **goût**.
Elle peut être **faite** à **base** de **lait** ou de **produits végétaux** (pois, lentilles...).
A noter qu'elle est **loin d'être indispensable**, si vous **consommez suffisamment** de **protéine** dans votre **alimentation** (poulet, œufs, poisson, lentilles, fruits oléagineux...).

QUELS SONT LES BENEFICES DE LA WHEY ?

La **whey** est très **digeste** et **s'assimile** très **vite**. En plus de cela elle est **pratique** et **facile d'utilisation**. Elle va **contribuer** à la **couverture** des **besoins** en **protéines**, **indispensables** à la **prise** de **muscle**. Enfin elle a un **volume** très **faible**, donc elle permet **d'ajouter** des **calories** ainsi que du **goût**.

POUR QUI ?

La **consommation** de **whey s'adresse** aux **sportifs** qui ont **du mal** à **couvrir leur besoin en protéine** par **manque d'appétit**, de **temps** pour **cuisiner**...

CONSEILS D'UTILISATION :

Je vous **recommande** de la **consommer** lors de **repas** où vous **n'avez pas de protéines** comme le **matin** ou en **collation** selon vos habitudes.
De plus il est **pertinent** de la **consommer après l'entrainement** car elle va être **rapidement utilisable** par le **corps** (sous forme liquide).

DOSAGES :

Tout **dépend** de votre **alimentation**, les **recommandations** sont **d'environ 1.6 à 2 g de protéine par Kg de poids de corps** (pour un individu de **70 kg**, c'est **112 à 140 g/j**).
Au-delà vous **risquez** plus **d'endommager** vos **reins** que de **prendre** du **muscle** !

6.3 | Les Gainers

Les **gainers** sont un **mélange** de **produits** (avoine, whey, sucre...) mais souvent de **très mauvaise qualité**. Car pour la **plupart l'objectif** est **comme** pour les **pré-workout : faire un maximum d'argent**.
Ils vont donc **réduire la qualité des ingrédients** pour **réduire les coûts de fabrication**.
Je ne **recommande** donc **pas** ce **produit**.

QUELS SONT LES BENEFICES DES GAINERS ?

Théoriquement, ils permettent **d'augmenter le total calorique** avec un **volume** assez **faible** pour les **personnes ayant du mal** à manger **suffisamment**. Cependant, je ne **vous les recommande pas, faites les vous-même !**

POUR QUI ?

Les **gainers** s'adressent aux **personnes ayant du mal à manger** suffisamment et **désirant prendre de la masse**.

CONSEILS D'UTILISATION :

Je vous **recommande** de ne **pas en consommer** s'ils **ne sont pas faits maison**.
Le chapitre **suivant** sera sur **les aliments/compléments** qui vont **vous permettre d'en faire vous-même**.

DOSAGES :

Tout **dépend de votre alimentation,** le but est simplement **d'apporter** les **calories nécessaires** pour être en **surplus calorique** et **prendre du poids**.

6.4 | Les Dérivés

Cette **catégorie** comprend **tous les produits** que l'on peut trouver sur les **sites de compléments alimentaire**. Je vais **uniquement** parler de ceux qui **vont aider pour une prise de masse**.

Elle comprend : le **beurre de cacahuète, l'avoine instantanée**, la **farine de riz**, la **poudre de lait**, les **fruits oléagineux**.

6.4.1 | Le Beurre de Cacahuète

Le **beurre de cacahuète** est une **pâte à tartiner** à base de **cacahuètes** moulues et grillées à sec.

Il existe sous forme **"crunchy"**, c'est dire relativement **compact** et souvent avec des **petits morceaux** de cacahuète.

Il est également sous forme **"smouth"**, c'est dire plus **liquide** et **sans morceaux**.

QUELS SONT LES BENEFICES DU BEURRE DE CACAHUETE ?

Le **beurre de cacahuète** est **très calorique (600kcal/100g)**, **riche** en **protéines (25g/100g)**, en **"bonnes graisses"**, en **vitamines** et **minéraux**.

Il est **facile** à **incorporer** dans diverses **préparations** et **peu coûteux**. Il est un **allié** de **choix** pour **la prise de masse**.

CONSEILS D'UTILISATION :

Vous pouvez aussi bien **le tartiner** sur du **pain**, des **pancakes**...
Vous pouvez également **l'incorporer** dans un **bol** de **flocons d'avoine** et de **miel**, ou encore **dans un shaker**.
Les **plus courageux** peuvent même **le manger directement à la cuillère**.

6.4.2 | L'Avoine Instantanée et la Farine de Riz

L'avoine instantanée est fait à base de **flocons d'avoine** réduis en **poudre**. Pour la **farine de riz**, il suffit de **moudre des grains de riz**. Ils permettent un **apport** en "glucides complexes" simple et **pratique** à utiliser.

QUELS SONT LES BENEFICES DE L'AVOINE INSTANTANEE ET DE LA FARINE DE RIZ ?

L'avoine instantanée et la **farine de riz** sont riches en **glucides indispensables à la prise de masse**. La **réduction** de la **taille** des flocons d'avoines **augmentent** les **possibilités d'utilisation** et **l'assimilation**. Enfin ils sont **très peu coûteux**.

CONSEILS D'UTILISATION :

Vous pouvez **les faire cuire avec du lait,** de la **whey** ou du **beurre de cacahuète** sous forme de **porridge.** Vous pouvez les **mixer** avec des **bananes,** du **miel,** du **beurre de cacahuète** sous forme de **shaker.** Vous pouvez également vous faire un **simple bol** avec du **miel,** du **chocolat noir** et du **beurre de cacahuète.** Enfin vous pouvez **faire des cookies** ou **tout autre pâtisserie.**

6.4.3 | La Poudre de Lait

La **poudre de lait** qu'elle soit **entière, demi-écrémée** ou **écrémée** est très **pratique à utiliser.**
C'est simplement du **lait** qui a été **déshydraté** et **réduit** en **poudre.**

QUELS SONT LES BENEFICES DE LA POUDRE DE LAIT ?

La **poudre de lait** est **très calorique, riche en protéine** et en **calcium.** Elle est très **facile d'utilisation** et **s'incorpore** dans **énormément** de **préparation.** On peut la **trouver** dans la plupart des **grandes surfaces.** Enfin elle est **très peu coûteuse.**

CONSEILS D'UTILISATION :

Vous pouvez **l'incorporer** dans des **préparations chaudes** tel que la **purée**, la **soupe**, le **hachis parmentier**...
Vous pouvez également **l'ajouter** dans vos **shakers**, vos **bols de flocons d'avoine**, vos **porridges**...

6.4.4 | Les Fruits Oléagineux

Cela comprend **toutes les noix** : noix de cajou, du brésil, pistaches, cacahuètes, noix, amandes... Ils **existent** également sous **forme** de **poudre**.

QUELS SONT LES BENEFICES DES FRUITS OLEAGINEUX ?

Les **fruits oléagineux** sont **très riches** en **calories**, **protéines**, "**bonnes graisses**", **vitamines** et **minéraux**.
Ils sont **facile** à **l'utilisation** et présent **dans les supermarchés**. Cependant, ils peuvent être **relativement chers**.

CONSEILS D'UTILISATION :

Vous pouvez les **incorporer** dans des **préparations** telles que des **salades** ou simplement comme "**grignotage**" ou **collation**. Vous pouvez également les **consommer** avec **un bol de flocons d'avoine** ou de **muesli**.

Enfin sous forme de **poudre** ils peuvent être **incorporés** à des **préparations** diverses de la **même manière que l'avoine instantanée**.

Merci d'avoir **pris le temps** de lire ce livre **jusqu'au bout**, j'espère qu'il vous aura été **utile** en vous apportant un **maximum** de **connaissances** et que vous aurez pris **autant de plaisir à le lire que j'en ai pris à l'écrire.**

Si vous avez des **questions** ou des **retours** sur le **contenu** ou que vous **aimeriez approfondir** certains **chapitres**, n'hésitez pas à **m'envoyer un message.**

Si vous souhaitez me **soutenir gratuitement**, n'hésitez pas à me laisser une note **de 5 étoiles et un commentaire.**

Si vous souhaitez **prendre un suivi** pour **atteindre** vos **objectifs** plus **facilement** et plus **rapidement** ou **découvrir mes autres livres**, c'est ici !

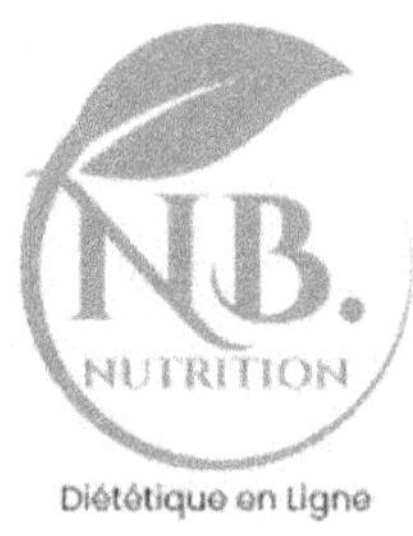

https://www.robindietenligne.com/

www.ingramcontent.com/pod-product-compliance
Lightning Source LLC
Chambersburg PA
CBHW081601250726
48653CB00009B/3529